AF299801

MANUEL

d'Hygiène pratique

Conseils à suivre en attendant l'arrivée du médecin
en cas de maladies ou d'accidents

A L'USAGE DES

Surveillants des Colonies de Vacances

et œuvres de plein air

ET DES

Instituteurs des communes rurales

PAR

Le Docteur Pierre PAQUET

EX-INTERNE DES HÔPITAUX DE LILLE
SECRÉTAIRE DE L'ŒUVRE DOUAISIENNE DES COLONIES DE VACANCES

Préface de M. le Docteur A. CALMETTE
DIRECTEUR DE L'INSTITUT PASTEUR DE LILLE
PROFESSEUR D'HYGIÈNE A LA FACULTÉ DE MÉDECINE DE LILLE
MEMBRE CORRESPONDANT DE L'INSTITUT

PARIS

A. MALOINE, ÉDITEUR

RUE DE L'ÉCOLE-DE-MÉDECINE, 25-27

——

1910

MANUEL
d'Hygiène pratique

MANUEL
d'Hygiène pratique

Conseils à suivre en attendant l'arrivée du médecin
en cas de maladies ou d'accidents

A L'USAGE DES

Surveillants des Colonies de Vacances

et œuvres de plein air

ET DES

Instituteurs des communes rurales

PAR

Le Docteur Pierre PAQUET

EX-INTERNE DES HÔPITAUX DE LILLE
SECRÉTAIRE DE L'ŒUVRE DOUAISIENNE DES COLONIES DE VACANCES

Préface de M. le Docteur A. CALMETTE

DIRECTEUR DE L'INSTITUT PASTEUR DE LILLE
PROFESSEUR D'HYGIÈNE A LA FACULTÉ DE MÉDECINE DE LILLE
MEMBRE CORRESPONDANT DE L'INSTITUT

PARIS

A. MALOINE, ÉDITEUR

25-27, RUE DE L'ÉCOLE-DE-MÉDECINE, 25-27

—

1910

PRÉFACE

Il m'est particulièrement agréable de présenter aux lecteurs auxquels il s'adresse ce petit livre d'un caractère éminemment pratique, écrit dans une langue simple et qui répond si parfaitement aux besoins souvent exprimés par les organisateurs ou par les directeurs de *colonies scolaires de vacances.*

L'auteur, hygiéniste d'une compétence éprouvée, ne se contente pas d'apporter sa collaboration active à la section douaisienne dont il est le secrétaire : il vient avec autant de cœur que d'intelligence au secours de toutes les œuvres françaises. Celles-ci réclamaient depuis longtemps une sorte de guide clair et concis, indiquant les mesures à prendre en attendant l'arrivée du médecin lorsqu'un de ces milliers de petits enfants d'ouvriers pauvres qu'elles reçoivent chétifs et tristes, pour les rendre à leur famille vigoureux et pleins de gaieté, vient à être victime d'un accident ou à présenter quelques symptômes de maladie.

Je ne pense pas qu'elles puissent être servies mieux à souhait!

Ce manuel constitue un véritable catéchisme d'hygiène non seulement à l'usage de ceux qui s'occupent des colonies scolaires, mais aussi à l'usage des instituteurs, institutrices et directeurs d'écoles. J'ajoute qu'il sera lu et consulté avec profit par les mères de famille : elles y trouveront une quantité de sages conseils qui, sans avoir la prétention de remplacer l'intervention du médecin, les aideront à mieux comprendre, à mieux exécuter les ordonnances de ce dernier et à mieux surveiller le développement physique de leurs enfants.

Il faut donc savoir gré au Dr Pierre Paquet d'avoir écrit ce petit livre dont l'utilité sera vite appréciée.

Dr A. CALMETTE.

MANUEL D'HYGIÈNE PRATIQUE

AVANT-PROPOS

Les surveillants ou surveillantes de Colonies de Vacances doivent être parfaitement imbus de cette idée que les enfants qui leur sont confiés sont des petits citadins, jouissant habituellement, dans les logements urbains qu'ils habitent avec leur famille, d'une hygiène rendue très défectueuse par l'encombrement, la pauvreté, les conditions mêmes de l'habitation. Ils ont pour principale mission, pendant la durée du séjour à la campagne, à la mer ou à la montagne, de s'assurer chaque jour et presque à chaque instant du bon état de santé de ces enfants ; ils doivent surtout chercher à leur inculquer des notions générales simples, relativement à la propreté corporelle et aux habitudes d'hygiène, notions que les petits colons pourront facilement garder eux-mêmes, et répandre autour d'eux lorsqu'ils auront regagné leur foyer familial. Il faut que ces surveillants soient convaincus que la meilleure façon d'éviter les maladies, c'est de vivre sainement, et de se garder de tout ce qui, autour de nous, peut avoir été souillé.

Si un enfant est souffrant, il faut qu'ils puissent lui donner de suite les premiers soins, en attendant l'arrivée du médecin, qui n'habite pas toujours la localité. S'il survient un accident, il faut également procurer le plus tôt possible le soulagement, en attendant que les soins éclairés du praticien puissent être prodigués au petit blessé.

C'est dans ce double but que, sur la demande de la Fédération des Colonies de Vacances de la Région du Nord et de l'Est de la France, nous avons préparé un manuel pratique d'hygiène à l'usage des surveillants des Colonies de Vacances et Œuvres de plein air.

Nous nous sommes efforcé d'en éloigner tous les termes techniques, de ne donner que des indications indispensables à connaître pour tous, mais qui manquent généralement dans les programmes et les études classiques.

Dans une première partie, nous avons esquissé très rapidement les questions primordiales de l'hygiène générale et individuelle. Ce n'est certes pas un abrégé quelconque d'un ouvrage classique, qui serait inutile, et ne répondrait nullement au but recherché. Nous avons supposé la Colonie arrivée dans un village, et les enfants répartis chez les habitants (1) ; les surveillants doivent alors avant tout protéger la

1. Nous avons pris de préférence l'exemple du placement familial, qui est le plus fréquent, parce que tout ce qui s'adresse au logement en commun s'y trouve également exposé.

santé et veiller à l'hygiène des colons, et *prévenir* les maladies ou les accidents.

Mais, si un enfant est indisposé, s'il se blesse d'une façon quelconque, on trouvera dans la seconde partie l'indication de la conduite à tenir *en attendant l'arrivée du médecin.*

Dans ce cas, on peut avoir besoin d'urgence de certains médicaments, nous avons indiqué dans une troisième partie une liste de certains produits conseillés pour composer une pharmacie portative (1), ainsi que leur mode d'emploi. Les chiffres qui y sont portés sont une simple indication pour une colonie de quarante enfants environ (2).

---

1. L'idée de cette pharmacie portative pour Colonies de Vacances revient entièrement à M. Joël Gradel, Secrétaire général de la Fédération des Colonies de Vacances du Nord et de l'Est, qui l'a exposée dans un article paru dans *le Relèvement Social* (1er juillet 1909).

2. Ainsi que le recommande M. Joël Gradel (*loco citato*), les Comités peuvent adresser une demande pour obtenir la délivrance gratuite de ces médicaments au

Si, en principe, ces conseils s'adressent surtout aux surveillants des Colonies de Vacances, nous croyons qu'ils peuvent également intéresser tout directeur de groupement d'enfants, que ceux-ci se trouvent à la Campagne, à la Mer et à la Montagne.

Peut-être des instituteurs et des institutrices de villages, se trouvant éloignés de toute pharmacie, ne pouvant, en cas d'accident ou de maladie subite, avoir facilement et rapidement recours à un médecin, puisque la plupart des communes rurales n'en comptent pas parmi leurs habitants, voudront-ils y rechercher des renseignements qui peuvent leur être utiles : nous serions particulièrement heureux de pou-

Bureau d'Assistance Médicale de leur commune — le maire en est le président, — en spécifiant que tous les enfants qui seront envoyés en Colonie appartiennent à des familles pauvres, et que la presque totalité d'entre eux sont inscrits sur la liste des indigents. Il est certain que, dans les écoles rurales, pareille pharmacie pourrait utilement être constituée de la même manière, et pourrait rendre les mêmes services.

voir les aider dans la noble tâche qu'ils ont assumée, et d'être en cette circonstance leur modeste collaborateur dans la grande et belle œuvre d'éducation sociale qu'ils entreprennent chaque jour auprès des enfants qui leur sont confiés.

Dr PIERRE PAQUET.

PREMIÈRE PARTIE

Manuel d'Hygiène Pratique

I. — NOTIONS GÉNÉRALES

Le sol, l'air et l'eau sont les trois éléments naturels au milieu desquels nous vivons. L'un et l'autre sont particulièrement utiles pour l'existence ; mais ils peuvent également l'un et l'autre devenir nuisibles par les souillures et les germes de certaines maladies qu'ils peuvent contenir et disséminer.

A. — Le Sol.

Le *sol* est l'origine et l'aboutissant de la vie végétale et animale. Mais, s'il aide à l'existence des hommes et des animaux, s'il supporte les arbres et les plantes et permet leur accroissement grâce aux éléments nutritifs qu'il leur procure, c'est aussi en lui que font retour les végétaux et les animaux après leur mort, ainsi que les déchets de l'existence de ces derniers pendant la vie. Ce retour à la terre de tous les êtres est pour elle une **source de souillure** continuelle et chaque jour renouvelée.

Heureusement, le sol possède en lui-même les éléments nécessaires à la décomposition de ces substances ; mais il résulte de leur action une période de putréfaction qui peut être dangereuse pour les êtres vivants.

Le sol contient aussi de ce fait le **germe de certaines maladies,** qui lui sont parvenues avec les déchets de l'existence des malades, ou avec leurs corps mêmes après leur mort. Il faut donc éviter de porter à la bouche les mains souillées de terre, et l'on doit traiter avec les plus grands soins et avec l'attention la plus minutieuse les plaies qui auraient pu être souillées de terre ou de déchets quelconques de l'existence.

Tous les cadavres des plantes et des animaux, tous les résidus de la vie de ceux-ci seront donc transformés par le sol en matières susceptibles d'être fertilisantes et de devenir à leur tour des sources d'accroissement des êtres vivants.

B. — L'Eau.

L'*eau* est absolument indispensable à l'homme. Elle lui sert de **boisson** : il en use pour faire **cuire** *ses aliments*, pour **laver** *son corps et ses vêtements*, etc. On emploie pour ces usages, suivant les circonstances locales, des eaux de diverses provenances : eaux de pluie, eaux de surface, eaux souterraines.

Lorsque la *pluie* tombe, le sol qui l'a reçue s'en imprègne par capillarité, s'il est perméable, donnant naissance aux nappes souterraines. Si le sol n'est pas perméable, l'eau s'écoule vers le ruisseau voisin, ou stagne dans les mares. Ces eaux pluviales sont recueillies dans des *citernes* dans les communes situées au bord de la mer, lorsque les eaux profondes sont plus ou moins salées. Elles peuvent être pures, lorsque les citernes sont bien étanches, et qu'il ne peut s'y introduire des eaux ménagères ou autres eaux contaminées.

Par la suite, l'eau qui n'aura pas pénétré dans le sol et qui n'aura pas été recueillie *s'évaporera* en plus ou moins grande quantité, pour former les brouillards, les nuages, et revenir de nouveau au sol sous forme de pluie.

Les *eaux de surface*, c'est-à-dire les eaux de rivières, de mares et d'étangs, sont toujours *suspectes*, car elles reçoivent les eaux de pluie ayant ruisselé sur les terres qui, comme nous l'avons dit plus haut, sont souillées par les déchets de la vie. Elles ont pourtant une tendance à se *purifier naturellement* : les impuretés sont diluées par suite de l'arrivée continuelle d'eau propre ; en outre, les souillures, étant plus lourdes, se précipitent, tombent au fond de la masse liquide et se déposent. De plus, des végétaux, qui poussent dans les eaux de surface, se nourrissent de ces impuretés. Enfin, l'action de purification est augmentée par certains microbes qui, ainsi que dans le sol, facilitent la désagrégation de la matière organique issue des êtres vivants et de leurs déchets, et la transformation des produits nuisibles.

Les *eaux souterraines*, eaux de *sources*, de *puits*, de *forages*, donnent de plus grandes garanties lorsqu'on a pris pour les capter les précautions nécessaires et indispensables afin d'éviter qu'elles puissent être souillées par les eaux superficielles : cette protection n'est malheureusement pas toujours assurée, et il y a lieu de suspecter les puits peu profonds creusés au voisinage des fumiers et des fosses d'aisances.

L'eau qui sert à la boisson, dit A. Gautier, *doit être fraîche, limpide, sans odeur, agréable au goût, aérée, légère à l'esto-mac, imputrescible, et apte aux principaux usages domestiques.*

Lorsque l'on n'est pas certain de la pureté absolue de l'eau destinée à la boisson, ou lorsqu'elle provient de puits voisins de maisons où il y a des malades atteints d'affections contagieuses, il faut la *purifier* avant d'en faire usage : au village, le moyen de purification le plus pratique est l'*ébullition*.

En cas d'épidémie, il est préférable de faire bouillir également celle qui doit servir aux *soins de propreté*, au *lavage des légumes et des fruits*, etc.

Lorsque l'eau provient d'un puits, il est de toute nécessité que le récipient qui sert à la recueillir soit fixé à demeure à la corde ou à la chaîne. Il ne faut pas, en effet, attacher à celle-ci un seau quelconque qui, servant à d'autres usages, peut ne pas être parfaitement propre à l'extérieur comme à l'intérieur, et risque de souiller l'eau du puits dans laquelle on le plongera. L'eau tirée par le seau à demeure sera ensuite transvasée, pour être transportée et conservée, dans un récipient parfaitement propre.

Il serait du reste préférable que les puits soient constamment couverts, et que l'eau soit recueillie au moyen de pompes ou d'autres appareils analogues. Les surveillants, ainsi que les instituteurs, devront insister, auprès des propriétaires ou des communes, pour faire installer ces appareils, et pour obtenir que l'on rende imperméable à l'eau toute la surface du sol qui entoure les puits et les pompes.

C. — L'Air.

L'*air* est composé principalement de deux gaz : *l'azote* et *l'oxygène*, ce dernier indispensable à la vie, avec de petites quantités d'*acide carbonique*, qui est un produit de combustion dû à la vie elle-même.

Il contient en suspension un grand nombre de **poussières**, qui pénètrent dans le corps humain par la respiration, et se déposent de tous côtés, notamment sur les aliments que nous mangeons. Ces poussières sont, les unes peu nuisibles (ce sont les débris inertes de corps résistants), les autres *dangereuses* et susceptibles de déterminer des maladies graves, provenant de l'expiration des malades, de leurs crachats desséchés, des squames (petites peaux sèches) qui se détachent de la surface de leur corps, etc.

La **température** de l'atmosphère *varie* selon la saison, selon l'heure de la journée, et, au cours de celle-ci, selon l'exposition au soleil. La trop grande chaleur peut être nuisible, et occasionner des troubles graves de la santé (voir aux maladies, dans la 2e partie). Le froid est bien souvent aussi la cause déterminante de certaines maladies (toux, bronchites, rhumatismes, etc.). Aussi faut-il savoir se préserver contre les refroidissements, en tout temps, et surtout le soir, au coucher du soleil, ou même dans la journée, lorsque l'on est en transpiration après un exercice plus ou moins violent.

Lorsque l'air est très humide, il se produit du brouillard ; celui-ci peut être nuisible, surtout parce qu'il transperce les vêtéments et facilite les refroidissements.

II. — LA MAISON

La maison dans laquelle sont accueillis nos pupilles est le plus souvent la modeste habitation d'un ouvrier agricole ou d'un petit artisan : elle est généralement petite et sans étage. Elle peut avoir une cour, dans laquelle, s'il y a des animaux domestiques, se trouve souvent le dépôt de fumier ; elle a généralement un petit jardin, où poussent quelques légumes, et dans lequel on récolte des fruits.

On ne doit pas songer à faire apporter, à l'occasion du séjour des enfants, des modifications importantes à cette demeure du paysan. Mais, durant les vacances, les surveillants des colonies doivent s'efforcer d'y faire pénétrer des éléments d'hygiène et de salubrité, de la rendre propre, et d'en écarter toute cause de souillure : il en restera toujours quelque chose après leur départ.

A. — Éclairage et aération.

Toutes les pièces qui servent à l'habitation de jour ou de nuit doivent être largement *éclairées* et *aérées*.

La lumière, l'*ensoleillement* surtout, est le plus grand ennemi des microbes pathogènes, dont le développement à l'intérieur du corps détermine un grand nombre de maladies, et en particulier les maladies contagieuses. Aussi faut-il s'efforcer que, dans toute pièce qui servira habituellement de logement, le soleil pénètre très largement. C'est particulièrement pour les chambres où l'on couche que cette recommandation est des plus importantes ; car c'est dans ces pièces que le séjour est le plus prolongé, tandis que la ventilation permanente y est souvent fort réduite; et c'est là aussi que les germes nuisibles ont le plus de facilité pour se développer, s'il y a eu des malades, puisque c'est surtout dans ces chambres qu'ils auront séjourné.

On doit proscrire absolument l'habitation dans tout *logement humide,* ce qu'on reconnaît rapidement à l'aspect des murs tachés et quelquefois recouverts de moisissures. Il faut choisir de préférence les maisons situées dans la partie la plus élevée du village et surtout celles construites en élévation au-dessus du sol ou sur caves.

Les *chambres à coucher* seront aussi *vastes* que possible. On ne doit jamais autoriser les habitants habituels ou occasionnels à coucher plus de deux dans le même lit, et, sauf le cas où il y aurait une trop grande difficulté à l'obtenir, et si la chambre est suffisamment vaste, il ne doit pas y avoir plus de deux personnes couchant dans la même chambre. Si cela est possible, on s'efforce de faire garder la fenêtre ouverte toute la nuit; mais, dans ce cas, il ne faut pas qu'il y ait de lit placé trop près de cette fenêtre ouverte, afin d'éviter à ceux qui y couchent des refroidissements et leurs conséquences.

On ne doit jamais laisser de fleurs dans ces pièces, non pas tant à cause de l'odeur qu'elles dégagent, et qui peut parfois occasionner des maux de tête, que parce qu'elles absorbent l'oxygène de l'air, qui est indispensable à la vie.

On ne doit dans aucun cas coucher dans des caves, dans des greniers ou dans des granges.

Pour rendre les appartements plus lumineux, et en même temps aider à leur assainissement, on ne saurait trop recommander pour les habitations ouvrières et rurales de *badigeonner les murs à la chaux*. On obtient ainsi une plus grande clarté, tout en assurant parfaitement et à peu de frais la destruction des microbes pathogènes.

Toutes les pièces de l'habitation doivent être *aérées* de la façon la plus large possible *tous les jours, pendant plusieurs heures.*

L'air des appartements dans lesquels on séjourne est en effet vicié d'une façon continue par la respiration, les fonctions de la peau, parfois les émanations des vases destinés à recevoir les urines, etc... Il ne faut pas compter sur la seule ventilation qui s'exerce naturellement au niveau des joints des portes et des fenêtres ; car l'évacuation de l'air altéré n'est pas suffisamment assurée par elle, et c'est toutes grandes que les fenêtres doivent être ouvertes journellement.

Cette pratique de l'aération complète sera rigoureusement exigée pour les chambres à coucher, et cela dès le lever. A ce moment, tous les lits seront complètement découverts, et ils ne seront refaits que plusieurs heures plus tard.

S'il y a des moustiques dans la région, les fenêtres des chambres à coucher seront pourtant fermées avant le coucher du soleil.

B. — Chauffage.

Lorsque la température est basse, il est nécessaire de *chauffer* les appartements où l'on se tient, mais non les chambres à coucher. On se rappellera que tout appareil de chauffage par foyer *consomme de l'oxygène* qu'il emprunte à l'air et que, de ce fait, l'atmosphère des appartements est rendu moins pur et moins respirable. Il faut surtout *éviter* de trop activer le foyer des poêles de fonte, et de les *faire rougir ;* car il s'en dégage, par le contact de l'air avec le métal rougi, un gaz très toxique, l'oxyde de carbone. Les maux de tête que l'on éprouve parfois après avoir séjourné dans des pièces surchauffées sont le premier signe d'un empoisonnement du sang par l'absorption, en respirant, de traces même très légères de cet oxyde de carbone.

C. — Éclairage.

Lorsque la nuit est venue, on doit s'éclairer avec des sources de *lumière artificielle*. Au village, on se sert presque uniquement dans ce but de lampes à *pétrole*. Mais, quelle qu'elle soit, toute source de lumière artificielle, à part peut-être l'électricité, dégage en même temps de la *chaleur* et *vicie l'air*, par production d'acide carbonique et d'oxyde de carbone ; elle est en outre un risque d'incendie.

Aussi, pendant l'été, au moment où les enfants des villes sont le plus habituellement envoyés à la campagne, en colonies de vacances, il faut s'efforcer de les faire mettre au lit avant que l'on soit obligé d'allumer ces lampes ; ils ont besoin de sommeil et, s'ils se couchent tôt, ils ne seront le lendemain que plus dispos pour profiter dans la plus large mesure possible de la vie des champs.

En tout cas, au cours de leurs vacances, il ne faut jamais les autoriser à lire ou à travailler en s'éclairant à une source de lumière artificielle.

D. — Propreté.

La maison doit être très soigneusement nettoyée chaque jour. Mais il est indispensable que l'on *évite de balayer* les poussières sans avoir au préalable répandu sur le sol du sable ou de la sciure de bois humide, afin d'éviter leur soulèvement. Le *lavage à grande eau* sera toujours préférable lorsque les parquets ou le revêtement du sol seront imperméables.

Les meubles seront *essuyés avec un linge humide*, et non époussetés ; car, avec le linge sec ou le plumeau, on déplace la poussière sans l'éloigner, et, peu après, elle se déposera à nouveau sur les meubles, sur les personnes, sur les aliments, etc.

Ces mesures de nettoyage sans soulever

la poussière devront tout particulièrement être observées dans les maisons occupées par une personne malade, surtout si celle-ci tousse ou a de la fièvre, afin d'éviter la dissémination des germes contagieux.

E. — Cabinets d'aisances.

Toute maison doit posséder des *cabinets d'aisances*. Ceux-ci ne doivent pas en être trop éloignés ; mais, en aucun cas, ils ne s'ouvriront ni ne s'aéreront sur une pièce habitée. S'ils répandent de l'odeur à l'intérieur de la maison, il faut exiger que l'on pratique une *aération* meilleure de ces cabinets.

Ils doivent toujours être tenus en très grand état de *propreté*, leur but spécial ne devant pas être la cause d'une négligence à ce sujet.

Les *fosses* dans lesquelles ils se déversent doivent être tout à fait *étanches*, et, s'il y a des malades dans la maison, elles

seront fréquemment *désodorisées* et *désinfectées* au chlorure de chaux ou au sulfate
de fer. Leur vidange aura lieu régulière-
ment, et les produits retirés seront éloignés
de toute habitation de telle façon qu'ils ne
puissent en aucune façon souiller les eaux
superficielles ou profondes, et nuire à la
salubrité générale.

F. — Immondices, fumiers, etc.

Tous les *immondices* et les *déchets* de
toute sorte doivent être *recueillis* et *éloignés* des habitations. Mais il faut surtout
veiller à ce qu'on n'en fasse pas de dépôts
à proximité des pompes ou des puits, ou
sur les bords des routes, et qu'on ne les
jette pas à la rivière voisine ou dans les
fossés qui s'y déversent.

Il faut veiller soigneusement à ce que
les enfants ne jouent pas sur les *dépôts de
fumier* ou à proximité d'eux, qu'ils se tien-
nent toujours éloignés des fosses à purin

souvent mal protégées, dans lesquelles ils pourraient se noyer (les exemples ne sont pas très rares de tels accidents) ; qu'ils ne marchent pas dans les liquides qui peuvent s'en écouler. Car, outre les dangers qu'il peut y avoir à se souiller les mains et les vêtements de ces matières, il faut éviter que les bottines des enfants ne puissent en reporter des traces à leur suite dans les maisons qu'ils habitent.

S'il y a de *petits animaux domestiques*, tels que chats, chiens, lapins, etc., il faut interdire aux enfants de jouer avec eux, certains d'entre eux peuvent parfois occasionner des accidents avec leurs griffes ou leurs dents ; ils sont généralement tenus très peu proprement, et ils peuvent être atteints de maladies contagieuses, qui sont transmissibles et peuvent atteindre ceux qui les caressent.

III. — SOINS INDIVIDUELS

A. — Vêtements.

Les *vêtements* que nous portons ont pour but de nous protéger contre les *intempéries* et contre les *blessures*. Ils doivent donc être suffisamment larges, assez chauds, et ne causer aucune gêne.

Les *chaussures* devront être l'objet de soins particuliers. Elles doivent donc être imperméables à l'eau, et ne pas blesser les pieds. Il faut absolument interdire aux enfants de marcher nu-pieds, parce qu'ils peuvent se refroidir, et ils risquent de se blesser.

Les vêtements doivent toujours être très *propres;* car la propreté est la source de la santé. Lorsqu'ils sont *mouillés par la pluie ou par la sueur*, ils collent à la peau, et peuvent occasionner des refroidissements : il faut donc, dans ce cas, les *enlever de suite*, et ne les remettre que lorsqu'ils seront absolument secs.

Il faut *changer complètement de vêtements le soir*, et, sous aucun prétexte, il ne faut garder la nuit la chemise que l'on aura portée pendant la journée : celle-ci sera pendue jusqu'au lendemain, de façon à s'aérer aussi complètement que possible.

B. — Soins corporels.

Les soins corporels méritent de retenir tout particulièrement l'attention.

La propreté a pour but d'enlever de la surface du corps les souillures provenant du dehors, et qui y sont accolées par la transpiration. Il faut que, TOUS LES MATINS, DÈS LE LEVER, CHAQUE ENFANT PRENNE L'HABITUDE DE SE LAVER LA FIGURE, LES MAINS

ET LES PIEDS AU SAVON. Les *bains* étant souvent difficiles à donner à la campagne, il est indispensable de donner aux enfants des habitudes de propreté du reste du corps, qu'on peut obtenir complètement en y passant une serviette humide. Il serait bon aussi de leur apprendre à se laver les dents chaque matin.

La *bouche* doit être rincée avec un peu d'eau après chaque repas.

Les *cheveux* seront l'objet de soins spéciaux, surtout ceux des filles ; ceux des garçons, étant ras, peuvent être lavés au savon au moins une fois par semaine. On s'assurera qu'ils n'hébergent pas de poux. Il faudra empêcher les enfants de changer de casquette entre eux, les couvre-chefs pouvant servir de véhicule à certaines maladies contagieuses.

Enfin, IL FAUT EXIGER QUE TOUS LES ENFANTS SE LAVENT LES MAINS AU SAVON CHAQUE FOIS QU'ILS VONT SE METTRE A TABLE. Leurs mains sont en effet toujours souillées de terre ou même simplement salies au cours de leurs travaux ou de leurs jeux. C'est une excellente habitude à leur donner, et il faut les encourager à continuer à la mettre rigoureusement en pratique après leur retour à la ville.

C. — Alimentation et Boisson.

L'alimentation et la boisson doivent être l'objet d'une surveillance méticuleuse.

La *nourriture* la meilleure comporte *peu de viande*. Celle des gens de la campagne est généralement saine, et n'est pas altérée par une trop longue conservation : elle se compose en grande partie de légumes, de pain, de laitages, d'œufs.

Il faut n'user de certains aliments qu'avec de grands ménagements, et même éviter certains d'entre eux. A moins d'être certain de leur innocuité, il faut proscrire d'une façon absolue les *champignons* dont certaines espèces sont vénéneuses. Il faut éviter de manger de la *viande crue* ou trop peu cuite ; les animaux dont elle provient peuvent être porteurs de certaines maladies contagieuses, et déterminer l'éclosion de tuberculose, de vers solitaires, etc.

La *charcuterie* n'est pas toujours de très bonne qualité ; comme elle peut avoir été préparée avec des viandes avancées ou avariées, il est préférable de s'en abstenir.

Les légumes verts et les fruits peuvent être dangereux, s'ils ont été souillés. Il faut donc les laver soigneusement, et de préférence les *faire cuire* avant de les manger. Cette précaution est indispensable à prendre, s'il y a, dans la localité ou dans les environs, des malades atteints d'affections intestinales (fièvre typhoïde en particulier) ou si, par suite d'une menace d'épidémie, cette mesure a été recommandée.

Il faut ABSOLUMENT ÉVITER *de manger des fruits crus ramassés dans les prairies ;* ils sont généralement peu mûrs, et sont susceptibles d'occasionner des troubles digestifs. En outre, ils peuvent être souillés par les excréments des animaux ; ils déterminent très souvent l'absorption d'œufs de vers, qui étant parvenus dans l'intestin, écloront, et occasionneront des troubles dus à des vers intestinaux.

La meilleure boisson est l'eau ou le lait.

Si l'on n'est pas absolument sûr de l'origine et de la pureté de l'*eau*, il est préférable de la *faire bouillir*, pour détruire tous les germes qu'elle peut contenir, puis de la battre avec une fourchette très propre, comme on battrait une omelette, afin de l'*aérer* et de la rendre plus facilement digestible.

Le lait doit toujours être bouilli, afin d'éviter la contagion de certaines maladies (la tuberculose en particulier), et pour que les germes qui produisent la fermentation soient détruits. Il faut se rappeler que LE LAIT QUI A MONTÉ N'A PAS BOUILLI : quand il a monté, on le retire du feu ; il se forme à la surface une petite peau mince, que l'on enlève avec un instrument de cuisine bien propre, et l'on remet sur le feu, jusqu'à ce que le liquide *bouille à gros bouillons*, comme de l'eau.

Il faut strictement *proscrire le café et les boissons alcooliques,* même les liqueurs qui ont la réputation d'être très douces et inoffensives; on ne doit *tolérer que de faibles quantités de boissons dites hygiéniques,* telles que le vin, la bière, le cidre, etc.

En général, il faudra surveiller les enfants pour *éviter qu'ils ne mangent en trop grande quantité,* surtout le jour de leur arrivée, et qu'on ne leur bourre pas les poches de friandises le jour du départ.

Ils devront faire chaque jour :

Un *petit déjeuner, le matin,* sous forme de lait bouilli, avec des tartines de pain;

Un *repas substantiel vers midi,* avec le potage, de la viande s'il y en a, ou des œufs, des légumes, du fromage frais, des fruits cuits, du lait ou de l'eau comme boisson ;

Un *souper avant le coucher,* se composant d'une soupe au lait et d'un œuf.

Ils pourront également prendre *un bol de lait bouilli entre les repas.*

En outre, en partant pour la promenade, l'après-midi, ils emporteront *un goûter,* consistant en tartine de pain.

Il faut que les surveillants empêchent rigoureusement les enfants d'acheter des friandises chez les commerçants du village, celles-ci pouvant ne pas être toujours d'une qualité et d'une fraîcheur parfaites, et leur abus pouvant être nuisible pour l'estomac.

D. — Exercice et Repos.

L'exercice produit d'excellents effets sur la santé générale, et, au cours des vacances, les enfants des villes envoyés à la campagne doivent *passer la plus grande partie de leur temps au plein air;* mais il ne faut pas abuser de l'*exercice* jusqu'à l'excès, car il aboutirait alors à la fatigue et au surmenage. Aussi est-il bon de l'*entrecouper par des repos.*

Il faut d'abord rechercher les *exercices en commun*, qui ne soient pas trop brusques, et permettre aux enfants de s'arrêter s'ils éprouvent de la fatigue, de l'essoufflement ou un point de côté. Mais, dans ce cas, *on évitera* avec soin *qu'ils ne se refroidissent* au moment du repos, et celui-ci ne sera jamais pris dans un lieu trop frais ou exposé aux courants d'air. *On veillera également à ce que, lorsqu'ils sont en sueur, les enfants ne boivent pas d'eau froide :* de nombreux cas de maladies très graves ont été constatés dans de telles circonstances.

La course, lorsqu'elle n'est pas trop précipitée, donne lieu à un travail prolongé qui, forçant la respiration, développe le thorax.

Il existe un grand nombre de *jeux animés* qui tous peuvent être conseillés, tels que la balle, le ballon, les barres, la corde, la poursuite, etc., etc. *La danse* elle-même peut être pratiquée utilement. Le saut en hauteur ou en longueur doit être évité, parce qu'il peut déterminer des chutes et des accidents plus ou moins graves.

Enfin, *le chant*, individuel ou en commun, en développant la respiration, est un excellent exercice vocal.

Lorsqu'ils dirigeront les promenades, les surveillants des colonies de vacances devront toujours porter eux-mêmes, ou confier à un des enfants les plus raisonnables, un petit nécessaire, contenant ce qu'il faut pour faire un pansement sur une plaie, et pour mettre en écharpe un bras contusionné ou démis.

On évitera de faire faire des promenades et même de permettre des jeux animés au soleil, ou aux heures les plus chaudes de la journée.

Et quand, le soir, les enfants se coucheront, il faut leur assurer un *repos* réparateur qui ne doit pas, étant donné leur âge, être inférieur à neuf ou dix heures.

E. — Maladies contagieuses.

Certains enfants peuvent contracter, au cours de leurs vacances, des *maladies contagieuses*. Dans ce cas, APRÈS AVOIR FAIT PRÉVENIR DE SUITE LE MÉDECIN, il faut strictement ISOLER le malade.

On le mettra dans une pièce, de laquelle il ne pourra sortir que lorsque le médecin l'y aura autorisé, et où n'entrera que *la personne qui sera appelée à lui donner les soins.* Celle-ci devra *toujours se laver les mains* en sortant de cette pièce, et, si le médecin le juge utile, prendre d'autres précautions qu'il indiquera, et porter, pendant tout son séjour dans la chambre du malade et uniquement pendant ce séjour, un vêtement spécial par-dessus ses vêtements habituels. *Tous les objets qui sortiront de cette pièce devront être bouillis* (vaisselle, linge, objets souillés, etc.). *Les urines et les matières fécales seront désinfectées* dès leur émission, avant d'être jetées dans les fosses d'aisances (et jamais sur les fumiers ou dans les fossés).

Une maladie contagieuse est *presque toujours accompagnée de fièvre vive, de mal de tête et d'abattement.* On pourra constater en même temps un ou plusieurs des signes suivants : mal de tête violent avec douleur particulièrement intense à la nuque, mal de gorge avec altération du timbre de la voix et de la toux, toux avec point de côté, taches plus ou moins rouges sur un point quelconque du corps, larmoiement et rhume de cerveau, diarrhée avec douleur dans le ventre ou du côté de l'anus, courbature générale avec douleur dans les reins.

Dans les cas où un surveillant constaterait un quelconque de ces signes, il agirait prudemment en pratiquant *l'isolement de l'enfant avant même l'arrivée du* MÉDECIN, QU'IL AURA FAIT PRÉVENIR D'URGENCE : il faut mieux, en pareil cas, pécher par excès de prudence.

En cas d'*accidents très graves* ou de *maladies* qu'il serait impossible de soigner dans le village, il faudrait *demander l'admission* de l'enfant blessé ou malade *à l'hôpital le plus proche*. Les formalités à remplir alors sont indiquées à la suite de la troisième partie de cet ouvrage.

*
* *

En résumé, les surveillants et surveillantes de colonies de vacances doivent toujours se souvenir que les enfants dont ils ont la garde sont de petits citadins auxquels les Œuvres s'efforcent de donner le grand air pendant un certain temps, comme le font les parents riches qui conduisent leurs fils et leurs filles à la campagne ou à la mer. Ils doivent donc s'efforcer de leur procurer dans la plus large mesure possible les avantages qu'ils peuvent recueillir de ce séjour.

Et, au cours de ces vacances, ils chercheront à les rendre plus vigoureux et mieux portants ; il faut même profiter de ce qu'ils sont temporairement sortis de leur milieu habituel pour leur faire corriger leurs défauts et prendre des habitudes hygiéniques et saines qu'ils n'avaient pas antérieurement, et qu'ils pourront répandre autour d'eux à leur rentrée dans leur famille.

DEUXIÈME PARTIE

Conduite à tenir dans les cas d'indisposition ou de blessure en attendant l'arrivée du médecin.

ABATTEMENT ET MALAISES. — Si un enfant se plaint de malaises ou de maux de tête, s'il est triste et accablé, le faire mettre à la diète le soir, et lui donner le lendemain matin une cuillerée à bouche d'huile de ricin. Dans la matinée, il prendra des boissons abondantes : ce jour-là, il n'ira pas en promenade. *Faire prévenir le médecin* si le malaise se prolongeait ou s'aggravait.

Contre les malaises passagers, donner

un peu d'eau de fleurs d'oranger ; mais ne pas en abuser, et surtout ne pas en donner l'habitude aux enfants.

ABCÈS, ANTHRAX, CLOUS. — Mettre sur toute la surface enflammée un morceau de gaze stérilisée, trempée dans une solution faite avec un paquet de sublimé. Recouvrir avec un morceau de taffetas gommé *plus grand que le morceau de gaze* et mettre une bande. Si le gonflement s'accentue, si la douleur est vive, s'il y a de la fièvre, *prévenir le médecin.*

APHTES. — Petites ulcérations de la bouche, ayant souvent une apparence blanchâtre. Faire laver la bouche fréquemment avec une solution d'alun.

BRULURES. — Percer les ampoules avec une aiguille rougie à la flamme. (Avoir soin de ne pas arracher la peau.) Mettre du liniment oléo-calcaire dans une assiette très propre ; en imbiber une mince feuille d'ouate, que l'on applique ensuite sur la brûlure ; panser. *Opérer avec des* MAINS TRÈS PROPRES. Il ne faut pas défaire le pansement avant plusieurs jours. Si la brûlure est un peu étendue, si elle est profonde, s'il y a de la suppuration, s'il survient de la fièvre, *prévenir* de suite *le médecin*, et, en attendant son arrivée, mettre sur la brûlure une compresse imbibée de liniment oléo-calcaire.

COLIQUES. — Donner de l'élixir parégorique : dix à quinze gouttes dans de la boisson chaude ; cette dose peut être renouvelée quatre à cinq fois dans les vingt-quatre heures. Le lendemain, diète relative, lait en abondance.

CONSTIPATION. — Donner le soir un lavement d'un quart de litre d'eau bouillie tiède, dans laquelle on mettra une cuillerée à soupe de glycérine. Si l'effet n'est pas satisfaisant, donner le lendemain matin une cuillerée à soupe d'huile de ricin. S'assurer qu'il n'y a pas de hernie : dans ce cas, si la hernie est tendue et douloureuse, PRÉVENIR LE MÉDECIN D'URGENCE. Le prévenir également si la constipation ne cédait pas après la prise d'huile de ricin.

CONTUSIONS, COUPS, ETC. — Mettre des compresses imbibées d'eau blanche (voir Extrait de Saturne) ; si les contusions siègent aux jambes, éviter la marche.

COUPS DE CHALEUR. — (Malaise survenant brusquement, par les temps chauds, se caractérisant surtout par de la pâleur, de l'oppression, de la tendance à la syncope, etc.)

Coucher l'enfant à l'ombre, dans un endroit aéré ; *éloigner toute personne* qui n'est pas strictement utile ; dégrafer la jupe ou le pantalon, faire respirer de l'éther, ou faire croquer un morceau de sucre sur lequel on aura versé quelques gouttes d'éther. Mettre des compresses froides sur la tête, et des Papiers Rigollot aux mollets. Laisser le malade couché pendant une heure environ, en lui bassinant le front avec de l'eau claire et fraîche, puis, le reconduire en voiture ouverte.

Le lendemain, pas de promenade ; purge et diète.

COUPS DE SOLEIL. — Onctions avec de

l'huile d'amandes douces. Si le coup de soleil est étendu et douloureux, lotions, le soir, avec de l'eau vinaigrée chaude (une cuillerée à soupe de vinaigre pour un litre d'eau tiède).

Coupures, plaies. — Laisser saigner abondamment. Faire dissoudre un paquet de sublimé dans environ un litre d'eau bouillie. Laver avec un tampon d'ouate hydrophile, *avec des mains très propres, et sans toucher la plaie* avec les doigts ou les tampons, mais en laissant couler le liquide dessus. Mettre de la poudre de salol, de la gaze stérilisée coupée proprement, un peu d'ouate et une bande. *Faire le pansement le moins souvent possible*, à moins qu'il ne survienne de la fièvre ou de la douleur très très vive : dans ce cas, *prévenir de suite le médecin*.

Crises de nerfs. — Desserrer les vêtements ; faire respirer de l'éther ; mettre l'enfant dans l'impossibilité de se blesser.

Croup et faux croup. — Le croup vrai est rare, sans que l'enfant ait auparavant mal à la gorge : la fièvre est moyenne, la respiration est très gênée, la toux est creuse et rauque, la voix éteinte : PRÉVENIR LE MÉDECIN DE TOUTE URGENCE. Le croup est rare à l'âge où les enfants sont envoyés en colonie de vacances.

Le FAUX CROUP survient subitement en pleine nuit ; souvent l'enfant a auparavant un léger rhume. Brusquement, la toux devient rauque, la respiration gênée et sifflante ; l'anxiété de l'enfant est grande ; faire chauffer de l'eau, et mettre sur le devant du cou un mouchoir trempé dans cette eau *aussi chaude* que l'enfant peut la supporter sans brûlure. Dès que le mouchoir se refroidit, toutes les demi-minutes par exemple, le replonger dans l'eau pour le réchauffer. *Prévenir le médecin* si tout ne rentre pas très rapidement dans l'ordre.

DIARRHÉE. — Mettre l'enfant à la diète lactée. Lui donner toutes les trois heures un paquet de sous-nitrate de bismuth jusqu'à cessation des selles liquides. Comme boisson, du lait et de l'eau albumineuse (un blanc d'œuf battu dans un litre d'eau). Si, le lendemain, la diarrhée n'est pas terminée, faire *prévenir le médecin*. Surveiller soigneusement l'alimentation, et surtout la boisson et l'absorption des fruits.

Prévenir le médecin de toute urgence si la diarrhée est très abondante, si elle est sanguinolente, si elle est accompagnée de douleurs locales vives, surtout s'il existe du refroidissement, des crampes dans les muscles, et de l'accablement excessif. Dans ce cas, isoler strictement le malade et se laver très soigneusement la figure et les mains chaque fois que l'on quittera sa chambre, dans laquelle il ne faut manger sous aucun prétexte.

Echauffements des pieds et ampoules. — Percer les ampoules avec une aiguille rougie à la flamme puis enfilée avec un fil bouilli. Couper ce fil à un centimètre en dehors de l'ampoule, et le laisser en place. Avoir soin de ne pas déchirer la peau. Mettre des compresses d'eau blanche, ainsi que sur toute partie échauffée, après avoir poudré à l'alun.

EMPOISONNEMENTS. — *En attendant l'arrivée du médecin qu'il faut faire* PRÉVENIR DE TOUTE URGENCE, donner de suite un vomitif (ipéca). Puis, faire prendre du lait en abondance. Frictions chaudes sur le corps.

ENTORSES ET FOULURES. — Mettre de suite le membre dans le repos le plus absolu possible. Entourer l'articulation lésée avec une compresse imbibée d'eau blanche froide; empêcher la marche si l'entorse ou la foulure siège aux membres inférieurs. *Prévenir le médecin.*

FIÈVRE. — Mettre l'enfant à la diète. Lui faire prendre un cachet d'antipyrine, et un second une demi-heure plus tard si cela est nécessaire. Bains de pieds *chauds*. Purge le lendemain. Si la fièvre ne cède pas, *faire prévenir le médecin.* Le faire prévenir DE SUITE si la fièvre est très vive, accompagnée de toux, de frissons, et de point de côté.

FRACTURES. — Un membre doit être considéré comme fracturé lorsqu'il est impossible au blessé de s'en servir, et qu'il y a une douleur vive en un point fixe : raison de plus lorsqu'il y a une déformation évidente. PRÉVENIR D'URGENCE LE MÉDECIN.

Laisser l'enfant au repos. Si on est en promenade, couper deux branches d'arbre de la longueur du membre ; les enrouler dans les bords opposés d'un mouchoir ou d'une serviette, de telle façon que le linge, maintenu par les branches, forme une sorte de petit hamac que l'on garnira de foin ou de paille, et dans lequel on placera, avec de grandes précautions, le segment de membre blessé. On fixera le tout avec d'autres mouchoirs, en ayant soin de ne pas faire dévier l'axe du membre blessé. Si la fracture siège à un membre inférieur, il faut immobiliser ainsi *tout le membre entier*, et faire le nécessaire pour que l'enfant soit reconduit en voiture, couché sur une botte de paille.

En arrivant à la maison occupée par le blessé, mettre une compresse d'eau blanche au niveau de la fracture.

HÉMORRAGIES.

A. — SAIGNEMENT DE NEZ. — Applications d'eau froide sur le front et le nez; tenir les bras en l'air. Introduire dans la narine un tampon d'ouate hydrophile du volume d'un haricot. Si le saignement de nez continue, faire dissoudre le contenu d'un paquet d'antipyrine dans quelques gouttes d'eau; imbiber un tampon d'ouate de cette solution, et mettre le tampon dans la narine.

B. — PLAIE. — Après lavage, mettre de la poudre de salol, de la gaze stérilisée, de l'ouate et faire un pansement *très serré*, en commençant par la direction de l'extrémité du membre pour remonter vers sa racine. Si le sang gicle par saccades, il y a une artère sectionnée: il faut *prévenir le médecin*. Si le pansement est rapidement traversé de sang, il faut lier le membre très serré dans la direction de sa racine.

INDIGESTION. — Donner un paquet d'ipéca dans un peu d'eau tiède. Le lendemain, purge et diète.

INFLAMMATIONS OCULAIRES. — Faire dissoudre un paquet d'acide borique dans un litre d'eau bouillie. Laver six à huit fois par jour l'œil malade avec un petit tampon d'ouate hydrophile (*avec des mains très propres*), non pas en frottant les paupières, mais en faisant couler un filet d'eau boriquée, en pressant le tampon, entre les paupières écartées. Si l'inflammation est un peu forte, ou si elle ne cède pas de suite, prendre des bains d'œil, en se servant d'un coquetier ébouillanté rempli d'eau boriquée chaude (battre fréquemment de la paupière pendant ce bain), et mettre trois fois par jour sur l'œil, pendant dix minutes chaque fois, de petites compresses très propres ou des carrés d'ouate hydrophile trempés dans de l'eau boriquée *aussi chaude que l'on peut la supporter ;* réchauffer les compresses toutes les minutes. *Prévenir le médecin* s'il ne survient pas d'amélioration, ou s'il paraît du pus.

S'il y a *une poussière dans l'œil*, ÉVITER DE FROTTER ; prendre un bain d'œil, mettre des compresses boriquées très chaudes, puis garder l'œil fermé. *Ne pas chercher à enlever le corps étranger* : s'il ne tombe pas spontanément et très rapidement avec les larmes, *prévenir le médecin.*

IVRESSE. — Si malgré la surveillance, un enfant était en état d'ivresse, le déshabiller et le coucher.S'il est sans connaissance, le frictionner sur tout le corps avec des linges chauds. Favoriser les vomissements par de la boisson chaude. Laisser au repos absolu.

MAUX DE GORGE (ANGINES). — Boissons acidulées (vinaigre, jus de citron) ; ouate autour du cou, gargarisme à l'alun.

Ne jamais négliger un mal de gorge : *prévenir le médecin* s'il ne cède pas de suite, ou s'il y a des points blancs ou gris dans la gorge.

Toujours faire bouillir l'instrument (manche de fourchette ou cuiller) qui aura servi à abaisser la langue pour permettre l'examen de la gorge.

MORSURE DE CHIEN. — Faire un pansement, *et avertir sans aucun retard*, d'abord *le médecin*, puis aussitôt la direction de l'Œuvre.

Ne pas faire abattre le chien, mais le faire tenir à l'attache pendant dix jours. S'il n'est pas mort à cette date, il n'y a aucun danger de rage ; s'il meurt avant cette date, en aviser d'urgence la direction de l'Œuvre.

De toute façon, que le chien soit enragé ou non, *appeler le vétérinaire*, et lui demander un certificat de visite du chien, même si celui-ci est reconnu sain, afin qu'on puisse rassurer les parents.

MORSURES DE SERPENTS. — Sucer vigoureusement la plaie, *à la condition qu'on n'ait ni plaie ni gerçure des lèvres ou de la langue*. Faire saigner très abondamment. Lier le membre au-dessus de la plaie, de façon à ce que le sang ne puisse revenir vers le corps. *Prévenir le médecin de toute urgence.* Laver la plaie à grande eau et la saupoudrer ensuite de sérum antivenimeux sec, si on en a sous la main.

NOYADE. — Si un enfant tombe à l'eau et qu'il en est retiré sans connaissance, débarrasser les narines et la bouche des glaires; réchauffer le corps avec des briques chaudes, et principalement en frictionnant avec des linges chauds (à défaut, avec du linge rude).

Pratiquer la *respiration artificielle* en élevant les bras au-dessus de la tête, puis en les rapprochant de la poitrine et en comprimant celle-ci; faire ce mouvement vingt fois par minute environ, jusqu'à ce que l'enfant reprenne connaissance, et au moins pendant une demi-heure en se relayant. On peut accompagner ces mouvements de tractions rythmées de la langue: celle-ci saisie avec un linge, est tirée franchement hors de la bouche, chaque fois que les bras sont au-dessus de la tête, puis rentrée dans la bouche pendant qu'ils sont abaissés. Si on est seul, on se contente de faire des tractions de la langue (vingt fois par minute), qui sont beaucoup moins fatigantes.

PIQURES D'INSECTES. — Avec un petit morceau de bois taillé en pointe, déposer une goutte d'ammoniaque au centre de la piqûre. S'il s'agit d'une piqûre d'abeille ou de guêpe, chercher à retirer le dard avec une épingle préalablement *flambée*.

Prévenir le médecin s'il se présente du gonflement et de la rougeur, surtout s'il y a une croûte noirâtre ; en attendant son arrivée, mettre un pansement humide (voir à ABCÈS).

POINT DE CÔTÉ. — Faire reposer l'enfant. Si la douleur persiste après une ou deux heures, lui faire un badigeonnage de teinture d'iode, recouvrir d'ouate ; *prévenir le médecin* si le point persiste le lendemain. Le prévenir DE SUITE s'il s'accompagne de toux et de fièvre.

SYNCOPE. — Coucher l'enfant ; desserrer ses vêtements, lui flageller la figure avec un mouchoir trempé dans de l'eau très fraîche ; faire respirer de l'éther ou du vinaigre.

Toux, RHUMES. — Faire sur le haut du dos, depuis le cou jusqu'au bas des côtes, et sur toute la largeur du dos, un badigeonnage avec de la teinture d'iode ; recouvrir d'ouate. Faire prendre de la boisson chaude. *Prévenir le médecin.*

TROISIÈME PARTIE

Note sur les médicaments et objets de pansement de la pharmacie portative [1].

Acide borique (5 paquets de 30 grammes). — Par paquets de 30 grammes. Antiseptique léger, particulièrement employé pour les yeux.

Faire dissoudre le contenu d'un paquet dans un litre d'eau propre, bouillie ; conserver dans une bouteille rincée à l'eau bouillante. *Se laver soigneusement les*

[1]. Les quantités indiquées sont celles qui sont conseillées pour une colonie de quarante à cinquante enfants environ.

mains avant de se servir de l'eau boriquée ainsi préparée.

ALUN (50 grammes). — Astringent. Utilisé en nature pour le *poudrage* des pieds échauffés.

En *gargarismes* dans les cas d'angine : une cuillerée à café dans un verre d'eau sucrée chaude. *Lavages de la bouche*, à la même dose, contre les *aphtes*.

AMMONIAQUE (30 cm. c.). — Employé pour cautériser les *piqûres d'insectes* et les *morsures venimeuses* avec un petit morceau de bois (allumette) taillé en pointe : déposer une goutte de liquide au centre de la piqûre, en appuyant légèrement.

Comme *révulsif* : Un morceau de drap, ou un linge plié en quatre au moins, imbibé d'ammoniaque, et appliqué un quart d'heure à une demi-heure.

ANTIPYRINE (20 paquets de 0 gr. 50 avec bicarbonate de soude, 0 gr. 50). — Employé contre les *névralgies* et la *fièvre*.

A donner par paquets ou cachets contenant 50 centigrammes d'antipyrine et la même quantité de bicarbonate de soude. Prendre aussitôt après un peu de boisson chaude. On peut, le cas échéant, prendre une seconde dose, une demi-heure plus tard.

La solution n'a pas un goût agréable.

BROSSE A ONGLES. — (Doit être tenue bien propre, et bouillie, le cas échéant.)

CISEAUX. — (*Doivent être tenus très propres.*)

EAU DE FLEURS D'ORANGER (30 grammes). — Cordial, calmant. Une cuillerée à café dans un verre d'eau sucrée.

ELIXIR PARÉGORIQUE (50 grammes). — Calmant, employé contre les *coliques* et la *diarrhée*.

Prendre dix à quinze gouttes dans de la boisson chaude. Cette dose peut être renouvelée quatre à cinq fois dans les vingt-quatre heures.

C'est un *poison* assez violent.

ÉTHER SULFURIQUE (50 grammes). — Antispasmodique, calmant.

Respirer quelques gouttes sur un mouchoir, et croquer un morceau de sucre sur lequel on en aura versé une douzaine de gouttes au cas d'*insolation* ou de *coup de chaleur*.

EXTRAIT DE SATURNE (40 grammes). — Résolutif. Deux cuillerées à bouche dans un litre ou une cuillerée à café dans un verre à bière d'eau, donnent de l'*eau blanche*, qui s'emploie en *compresses* contre les *contusions*, *coups*, etc.

C'est un *poison* assez violent.

GAZE STÉRILISÉE (5 paquets). — A employer pour les pansements des *plaies*. Ne la *toucher qu'avec des mains soigneusement lavées*, et avec des instruments (ciseaux) très propres. N'ouvrir les paquets qu'au moment du besoin.

GLYCÉRINE (150 grammes). — Une ou deux cuillerées à bouche dans un *lavement* d'eau tiède, contre la *constipation*.

HUILE D'AMANDES DOUCES (100 grammes). — S'utilise surtout à l'extérieur en *onctions*, sur les *coups de soleil*.

HUILE DE RICIN (150 grammes). — *Pur-*

gatif doux. Chez l'enfant, une à deux cuil-lérées à soupe.

Ipéca (10 paquets de 1 gramme). — *Vo-mitif*, à prendre en cas d'*indigestion grave*, d'*empoisonnement*, et sur l'avis du méde-cin pour les autres cas.

Un paquet de 1 gramme délayé dans un peu d'eau tiède.

Liniment oléo-calcaire (250 grammes). — S'emploie contre les *brûlures* ; agiter fortement avant l'emploi, et appliquer sur de l'ouate.

Ouate hydrophile (5 paquets de 50 gram-mes). — Sert pour laver les *plaies*, les *yeux*, pour faire les *pansements*.

N'ouvrir les paquets qu'au moment du besoin ; ne manipuler l'ouate qu'*avec des mains très propres*.

Pain azyme (50). — Sert à faire les *cachets*.

Papier rigollot (20). — *Révulsif* éner-gique. Tremper le papier Rigollot dans de l'eau fraîche, et le mettre, soit sur la région douloureuse en cas de *douleurs*, *point de côté* persistant, etc., soit sur les mollets, en cas de *fièvre, coup de chaleur,* etc.

SALOL (20 grammes). — Poudre blanche, antiseptique, dont on *saupoudre les plaies* avant de faire le pansement.

SÉRUM ANTIVENIMEUX CONTRE LES MORSURES DE VIPÈRE (2 flacons liquide, 1 flacon sec). — Les FLACONS de sérum antivenimeux liquide doivent être gardés pour *n'être utilisés que par le médecin.*

Le SÉRUM antivenimeux SEC sert à *saupoudrer* largement les *plaies dues aux morsures de serpent,* lors du premier pansement après la blessure, et avant l'arrivée du médecin appelé d'urgence.

Il faut remplacer les flacons de sérum liquide à la date marquée sur la boîte qui les contient.

SOUS-NITRATE DE BISMUTH (30 paquets de 0 gr. 50). — S'emploie contre la *diarrhée :* prendre par paquets ou cachets de 50 centigrammes.

SUBLIMÉ CORROSIF (10 paquets de 0 gr. 25). — *Poison violent ;* antiseptique.

Un paquet dans un litre d'eau très propre, bouillie si possible, pour *laver les plaies* AVEC DES MAINS TRÈS PROPRES.

TAFFETAS GOMMÉ. — Sert dans le *pansement des plaies, clous, furoncles,* etc. Se met au-dessus de la gaze mouillée d'un liquide antiseptique, et doit toujours déborder de tous côtés le morceau de gaze : le pansement ainsi fait reste humide pendant plus de vingt-quatre heures.

TEINTURE D'IODE (30 grammes). — *Révulsif* énergique. *Poison*. S'emploie en *badigeonnages* journaliers. Recouvrir d'ouate.

THERMOMÈTRE. — Sert à prendre la température pour constater l'existence de la fièvre et son degré : Mettre la cuvette du thermomètre au fond du creux de l'aisselle, et faire appuyer le bras contre la poitrine pendant sept à huit minutes. Lire la hauteur de la colonne de mercure sur la graduation, et noter soigneusement le résultat ainsi obtenu. Le thermomètre « à maxima » indique toujours la température au point où il a été porté en dernier lieu. Il faut, chaque fois qu'on s'en est servi, baisser la colonne de mercure : saisissant l'instrument à pleine main, de telle façon que la cuvette déborde entre le pouce et l'index, donner quelques fortes secousses, comme si on voulait asperger le sol.

Avant de mettre le thermomètre, s'assurer toujours qu'il indique moins de 36°. Sinon, abaisser la colonne de mercure comme il vient d'être dit.

ANNEXE

Les Colonies de Vacances et la loi du 15 juillet 1893 sur l'Assistance médicale gratuite.

Hospitalisation éventuelle d'enfants gravement malades ou blessés

Il peut survenir, chez les enfants envoyés à la campagne et confiés aux œuvres de vacances, des accidents sérieux ou des maladies graves. Leur nature est parfois telle que le petit blessé ou le malade ne peut être reconduit chez ses parents et que le transfert à l'hôpital le plus proche s'impose de toute urgence.

La loi du 15 juillet 1893 [1] prévoit ces cas

1. Voici les articles de la loi du 15 juillet 1893 qui trouvent leur application dans ce cas:

Article I. — Tout Français malade, privé de ressour-

d'hospitalisation, et il faut faire accorder au petit colon le bénéfice de cette loi. Par application des articles 20 et 21, le maire d'une commune où l'on a recueilli un malade ou un blessé dont

ces, reçoit gratuitement de la commune, du département ou de l'État, suivant son domicile de secours, l'assistance médicale à domicile, ou, s'il y a impossibilité à le soigner utilement à domicile, dans un établissement hospitalier.

... Les étrangers malades, privés de ressources, seront assimilés aux Français toutes les fois que le Gouvernement aura passé un traité d'assistance régulière avec leur nation d'origine.

Article III. — Toute commune est rattachée pour le traitement des malades à un ou plusieurs des hôpitaux les plus voisins.

Dans le cas où il y a impossibilité de soigner utilement un malade à domicile, le médecin délivre un certificat d'admission à l'hôpital. Ce certificat doit être contresigné par le Président du Bureau d'assistance ou son délégué.

Article XX. — En cas d'accident ou de maladie aiguë, l'assistance médicale des personnes qui n'ont pas le domicile de secours dans la commune où s'est produit l'accident ou la maladie, incombe à la commune, dans les conditions prévues à l'article XXI, s'il n'existe pas d'hôpital dans la commune.

L'admission de ces malades à l'assistance médicale est prononcée par le Maire qui avise immédiatement le

l'état nécessite un séjour dans un hôpital doit demander cette admission d'urgence.

La commune sur le territoire de laquelle s'est produit l'accident ou dans laquelle habite temporairement le malade, n'étant pas la commune du domicile du secours, paiera les dix premiers jours de traitement. Au delà de ces dix jours, les frais du traitement et d'hospitalisation seront supportés par la commune où sont domiciliés les parents de l'enfant blessé ou malade.

Il est certain que les Œuvres de Colonies de vacances, si la commune où l'enfant est tombé malade ou s'est blessé n'est pas riche, n'hésiteront pas à offrir au maire de payer ces dix premiers jours : cette dépense oscillera en moyenne entre 20 et 30 francs.

préfet et en rend compte, en comité secret, au Conseil municipal, dans sa plus prochaine séance.

Article XXI. — Les frais avancés par la commune en vertu de l'article précédent, sauf les dix premiers jours de traitement, sont remboursés par le département d'après un état régulier dressé conformément au tarif fixé par le Conseil général.

Démarches à remplir

Le surveillant ou le directeur de l'œuvre sollicitera du médecin qui a visité l'enfant un certificat où sera constaté la nature de la maladie ou de la blessure, et l'urgence qu'il y a à ce que le petit malade ou blessé soit hospitalisé.

Ce certificat doit ensuite être visé par le maire. Et il appartient alors à ce magistrat de demander une place à l'hôpital désigné pour recevoir d'urgence le malade ou le blessé.

Nous croyons bien que jamais il ne s'élèvera une contestation relativement au paiement des frais de séjour à l'hôpital par la commune du domicile de secours, étant donné que nos colonies de vacances ne reçoivent pas d'enfants riches, mais des enfants indigents.

Au surplus, rappelons que tous les directeurs de Colonies de vacances peuvent demander à ce sujet de plus amples renseignements à M. le Secrétaire général de la Fédération des Colonies de Vacances du Nord et de l'Est, à Denain.

TABLE DES MATIÈRES

MAYENNE, IMPRIMERIE DE CHARLES

9 782019 241728